AF459074

SUR QUELQUES POINTS

DE

PHYSIOLOGIE.

SUR QUELQUES POINTS

DE

PHYSIOLOGIE

RELATIFS A LA CONCEPTION

ET

L'ÉCONOMIE ORGANIQUE DU FOETUS,

PAR

M. SCHWEIGHAEUSER,

Docteur en Médecine, Médecin-Adjoint à l'Hospice civil de Strasbourg, Membre de la Société d'Agriculture, des Sciences et Arts de cette Ville, Correspondant de la Société médicale d'Émulation de Paris.

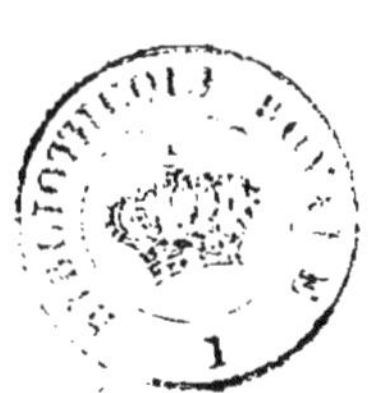

STRASBOURG,

Chez Louis ECK, Imprimeur-Libraire.

1812.

La physiologie offre un grand nombre de questions qui, dans l'état actuel de nos connaissances, n'ont encore pu être résolues. La conception, la nutrition du foetus, l'usage du placenta, la cause de l'accouchement et du commencement de la respiration sont de ce nombre.

En soumettant aux physiologistes mes conjectures sur ces points, je n'ai pas entrepris à donner un traité méthodique sur ces objets, mais j'ai cru devoir me borner à exposer les idées particulières que la lecture et la réflexion m'ont suggérées, sans reproduire à ce sujet la doctrine et les opinions suffisamment connues.

SUR QUELQUES POINTS

DE

PHYSIOLOGIE

RELATIFS A LA CONCEPTION

ET

L'ÉCONOMIE ORGANIQUE DU FOETUS.

Le tems pour la reproduction de l'espèce est prescrit aux différens animaux; il est périodique et limité. L'espèce humaine seule fait exception à la règle générale. L'organe sexuel de la femme conserve sans interruption l'aptitude à l'acte de la reproduction, depuis l'âge de la puberté, jusque dans la vieillesse, tandis que dans les femelles des animaux cette propriété organique se passe et revient à des époques déterminées.

Cette différence spécifique forme un des caractères par lesquels la nature a distingué les classes des animaux, et qui tiennent à la présence, à la modification, ou à la perfection de quelque organe, et à la supériorité et l'intensité de ses fonctions. Dans l'homme ce sont la structure des organes cérébral et sexuel et l'étendue de leurs fonctions qui constituent, entre autres, ce caractère distinctif. La perfection de ces organes est en rapport avec la lenteur de l'accroissement et du développement du corps humain.

Dans les femelles des animaux, comme dans la femme, il se fait périodiquement une congestion du sang vers l'organe de la reproduction. Chez la femme, où cet organe est continuellement disposé à l'acte du coït, ce sang est évacué par l'écoulement menstruel. Chez les autres femelles ce sang doit, avant tout, rendre les parties sexuelles accessibles au mâle, ou aptes à l'acte de l'accouplement, par l'état de turgescence et l'état nerveux que son séjour y fait naître, et à quelque suintement sanguin près, il ne s'en écoule pas.

La maturation des oeufs dans les ovaires dépend, selon moi, de cette congestion du sang vers l'organe sexuel. Dans la suite, ce sang sert, s'il y a lieu, à la fonction de la maternité, au développement de la matrice dans la grossesse, à la sécrétion de la matière nutritive que l'oeuf s'approprie, et à la fonction de la lactation.

Après l'accouchement la congestion du sang se fait vers les mamelles; il n'est de nouveau dirigé vers la matrice, que quand la lactation a cessé, ou que l'organe n'a pas besoin de tout le sang qui y afflue. Voilà pourquoi les nourrices ont quelquefois les règles, ou deviennent enceintes, quoiqu'à l'ordinaire cela n'arrive pas.

L'aptitude des parties sexuelles à l'acte de la propagation est toujours accompagnée d'un état nerveux de ces parties, qui les rend susceptibles de l'excitement vénérien; mais elle n'est pas nécessairement accompagnée de la disposition à la conception, qui suppose la présence d'un ou de plusieurs oeufs mûrs dans l'ovaire. Si, comme je le présume, la congestion périodique du sang vers l'organe sexuel mûrit périodiquement les oeufs, on concevra pourquoi le défaut de cette congestion, soit naturel, soit pathologique, cause la stérilité temporaire.

L'excitement vénérien ne peut être provoqué, à moins que les parties sexuelles ne soient aptes à l'acte du coït; mais alors il peut l'être sans que la cohabitation ait lieu, par l'excitation mécanique des nerfs et même par la sympathie nerveuse. L'érection des franges des trompes de la matrice accompagne cet excitement, dont le plus haut degré se fait apercevoir par une sensation particulière qui me paraît être produite, plutôt par un mouvement convulsif des franges comprimant l'ovaire, comme pour l'engager à opérer la séparation de l'oeuf, que par cette séparation même. Ce même degré de l'excitement vénérien peut sans doute aussi être occasionné par l'oeuf qui se détache de l'ovaire, ou par suite de l'action de la semence fécondante sur l'orifice de la matrice, qui en même tems cause cette séparation; mais, d'après les observateurs cités par HALLER, il n'est pas nécessaire pour la conception. On peut comparer, sous ce rapport, la fonction de la conception à celle de la digestion; un mets qui satisfait particulièrement le palais ne favorise pas, pour cela, cette fonction, qui peut même s'en trouver contrariée, tandis que des alimens pris par contrainte et contre volonté peuvent fort bien être digérés. La conception peut avoir lieu dans des circonstances analogues, et par contre, elle peut manquer, quoique l'organe y parût le mieux disposé. Il faut que l'état nerveux soit en raison de l'exercice de la fonction des organes.

Si les corps jaunes que l'on rencontre dans les ovaires devaient leur naissance non-seulement à la fécondation des oeufs, mais encore à des oeufs détaches par suite de l'excitement vénérien causé par la sympathie nerveuse, ou par l'excitation mécanique, comme le pensent plusieurs célèbres physiologistes modernes, on trouverait, plus souvent que cela n'arrive, des corps jaunes dans les cadavres de vierges mortes entre l'âge de la puberté et l'âge critique; et les femmes qui ont passé celui-ci ne devraient plus avoir l'organe susceptible de ce degré d'excitement vénérien, parcequ'il ne s'y trouve plus d'oeuf en état d'être séparé de l'ovaire. L'oeuf parvenu à un certain point de maturité ne peut pas longtems se conserver dans cet état, il doit se faner et s'évanouir, s'il n'est pas fécondé en tems utile, et il ressemble peut-être à un corps jaune dans le premier tems de son dépérissement.

Le principal agent, comme le plus naturel, qui provoque dans la femelle l'acte de la propagation, est l'oeuf mûr, susceptible d'être fécondé et pour ainsi dire avide de l'être. On a observé sur des cadavres de femmes mortes en état de nymphomanie, les oeufs beaucoup plus volumineux qu'à l'ordinaire. Ils me paraissent imprimer à l'ovaire et aux canaux qui y conduisent un mode particulier de sensibilité, semblable à celui de différens autres conduits dans le corps animal, qui admettent ou refusent le fluide qui se présente à leur orifice, suivant que leur fonction l'exige, sans que les sens de l'individu puissent s'apercevoir de ce procédé organique. C'est sur ce mode particulier de sensibilité que le principe fécondant de la semence du mâle agit exclusivement.

L'état nerveux de l'organe sexuel doit nécessairement être en rapport avec ce mode de sensibilité ; le plus haut degré de l'excitement vénérien arrivant trop tôt, peut par conséquent le paralyser, tandis qu'un moindre degré aurait suffi pour la fécondité du coït.

La femme peut donc souffrir le coït sans que l'état nerveux de l'organe y prenne part ; l'excitement vénérien peut avoir lieu sans le coït, et la conception peut se faire sans que cet excitement soit sensible. Il n'est pas de même chez les animaux, où l'aptitude au coït revient et se passe avec la congestion périodique, où cette époque est accompagnée d'une exaltation de l'instinct qui intéresse toute l'organisation et où nul agent moral ne peut s'opposer à l'harmonie requise des différens phénomènes.

D'après l'opinion générale sur la génération, le principe fécondant du mâle parvient rapidement, pendant le tems même du coït, à l'ovaire, pour y opérer la fécondation de l'oeuf et sa séparation de l'ovaire. L'oeuf fécondé, ou plutôt l'impétuosité du principe fécondant rompt, au même instant, la pellicule qui attachait l'oeuf à l'ovaire. Après cela l'oeuf se détache, mais lentement, de l'ovaire, pour être transféré aussi lentement à travers la trompe dans la matrice. Pour peu que l'on réfléchisse sur la structure des canaux que doit parcourir la semence fécondante, on concevra des doutes sur la vraisemblance de cette opération organique et surtout sur la rapidité du cours de la semence, qui même considérée comme substance éthérée ne pourrait traverser ces canaux sans une action mécanique de ces parties. D'ailleurs l'analogie n'est pas favorable à cette opinion. Dans les végétaux la poussière fécondante des étamines ne traverse pas le stile pour se mettre en contact avec l'ovaire, comme l'observe M. Sprengel (1). Chez différens animaux à sang froid, les oeufs ne sont fécondés qu'au moment où ils sont pondus, et chez d'autres ils ne le sont qu'après l'avoir été. Dans le premier cas la semence du mâle ne va pas à la rencontre des oeufs, et dans le second, c'est l'oeuf déjà séparé de l'ovaire, et excrété du corps de la mère qui attire la semence fécondante, en agissant sur le mode de sensibilité des conduits par lesquels elle arrive.

(1) Institut. medicæ, v. II, p. 566.

Selon moi, l'oeuf vivement affecté de l'impression produite par le principe fécondant sur l'extrémité des canaux qui conduisent à l'ovaire, rompt sa pellicule, se sépare de l'ovaire pour se porter vers ce principe, est reçu par les franges de la trompe et transféré dans la matrice. La semence du mâle est reçue dans le canal du col de la matrice, plus spacieux dans son milieu qu'aux extrémités; aussi-tôt l'orifice externe de la matrice, ouvert par l'excitation vénérienne, se referme, et bien plus fortement, après le coït fécond, qu'il ne l'avait été auparavant. Il est à présumer que l'orifice interne ne laisse passer que la substance fécondante de la semence; car les anatomistes n'ont jamais pu trouver de la liqueur séminale dans la cavité de la matrice, ou dans les trompes. Voilà à quoi se réduit le coït fécond. Le relâchement dans les trompes qui s'ensuit, favorise le passage de l'oeuf dans la matrice à travers les trompes, et le principe fécondant entretient l'orgasme dans la cavité de la matrice jusqu'à l'arrivée de l'oeuf. La fonction organique qui se fait postérieurement dans la matrice n'est pas plus aperçue par les sens de l'individu, que ne l'est la digestion et l'assimilation après le repas. C'est alors seulement que se fait la conception, fonction organique qui parcourt des périodes comme toutes les autres; et ce ne doit être que dans des cas pathologiques, où l'oeuf arrêté dans sa marche aurait attiré la substance fécondante plus loin, que la conception extra-utérine peut avoir eu lieu.

Le nouveau produit organique de la conception subsiste au moyen de sa propre économie. Les physiologistes comparent l'organisme du germe animal á celui des plantes. Comme la graine végétale renferme avec le germe de la plante sa première nourriture, l'oeuf de la poule est pourvu de cette dernière, et l'oeuf de l'animal vivipare doit par conséquent aussi l'être. Comme le premier développement de la graine végétale se fait sans racine, celui de l'oeuf animal se fait sans placenta. Après le premier développement il faut au germe animal, comme à la plante, un point fixe, qui serve de point d'appui aux mouvemens de l'organisme, une racine. Comme la fonction de la racine de la plante, relativement à la nutrition, doit différer de celle de la tige, la fonction du placenta doit différer de celle des enveloppes de l'oeuf animal. Par conséquent les substances absorbées qui passent au foetus au moyen des enveloppes, diffèrent de celles qui lui parviennent par les veines ombilicales. Ces dernières sont reçues immédiatement dans le système veineux, tandis que les premières doivent passer par le système lymphatique, avant que d'être versées dans le sang. Il est déposé ou repris dans le placenta par les vaisseaux capillaires des vaisseaux ombilicaux des matières excrémentitielles et recrémentitielles, parties constitutives du sang même. Les substances absorbées par l'organe dermoïde et par le canal alimentaire ne font partie du sang qu'après avoir subi l'opération de l'assimilation et de l'hématose. Celles-ci sont directement nutritives; les premières ne font que modifier la composition du sang pour l'usage particulier d'un organe; ainsi, la fonction du foie, quoique très-importante dans l'économie animale, n'a pas une part directe à la nutrition du corps.

L'oeuf de la poule, lors de la ponte, est doué des substances nutritives nécessaires jusqu'au sortir de la coque; l'oeuf de l'animal vivipare n'en contient qu'autant qu'il lui en faut pour son premier développement; mais dans la suite il en acquiert à mesure qu'il en a besoin. Elles lui sont fournies par la mère, mais c'est à lui à se les approprier par son propre organisme. Il en trouve dans la membrane caduque, et ensuite dans les matières exhalées à la surface interne de la matrice.

La membrane caduque attache l'oeuf à la matrice, jusqu'à ce que le placenta soit assez formé pour le faire. Comme fausse membrane elle cesse bientôt d'appartenir à la matrice, les vaisseaux utérins dont elle a pris naissance disparaissent, et il se forme de nouveaux vaisseaux dans sa substance par son propre organisme. L'oeuf s'approprie la substance nutritive qu'il peut en tirer, la membrane est consumée et elle disparaît à mesure que la vie et l'économie organique du foetus deviennent plus intenses. Je compare par cette raison la membrane caduque à l'albumine de l'oeuf de la poule. Cellė-ci sert de nourriture et est consumée avant que le poussin n'éclose; la membrane caduque disparaît long-tems avant la naissance du foetus, à mesure que son existence devient plus animale et que l'analogie avec la plante cesse. Alors le chorion absorbe, dans toute son étendue et même là où il fait partie du placenta, la substance nutritive exhalée aux parois de la matrice avec lesquelles il est en contact et adhérent.

La substance nutritive qui parvient au foetus à travers le chorion sert à la formation de la liqueur de l'amnios sécrétée à la surface interne de la membrane séreuse du même nom. Cette liqueur est reçue dans le corps de l'embrion, au moyen de l'organe cutané continuellement en contact avec elle et excité par sa chaleur. Par les pores inhalans elle parvient aux conduits lymphatiques, à la veine cave et au coeur, où elle est soumise à l'hématose.

La fonction de la digestion est encore nulle; cependant l'estomac et les intestins grêles sont aussi en contact avec ce liquide, et par l'absorption qui y a lieu, ils se préparent à la fonction de l'assimilation, ainsi que les vaisseaux chyleux et les autres organes sécréteurs qui appartiennent au même système.

Plus l'embrion est près de son origine, plus il prend de l'accroissement et plus il lui faut de substances nourricières. Aussi la quantité de la liqueur de l'amnios est-elle toujours plus grande au commencement de la grossesse que vers la fin, en proportion du volume du foetus. Même vers cette dernière époque l'organe cutané est enduit d'une substance sébacée qui en restreint la fonction de l'absorption. Par contre dans cette même période la quantité de la liqueur de l'amnios, employée par l'estomac, augmente, et son absorption donne plus d'activité et de développement au système abdominal, qui fournit par cela plus de sang à la veine-porte en raison qu'il en arrive moins par la veine ombilicale; ce qui prépare le système sanguin au changement dans la circulation qui doit se faire à la naissance. Au commencement de la grossesse la liqueur de l'amnios parvient facilement dans l'estomac de l'embrion; sa bouche est ouverte et le trajet de cette liqueur n'est pas gêné par la position de la tête. Mais quand dans la suite la bouche est close et plus fortement appliquée avec le nez contre la poitrine, ces deux ouvertures sont bouchées, et la liqueur ne pourrait parvenir dans l'estomac sans l'aide des mouvemens du foetus, par lesquels ces ouvertures sont remises en contact avec le fluide. Celui-ci ne me paraît pas passer dans l'estomac au moyen de la déglutition, mais par suite des loix de l'hydraulique. Les mouvemens mêmes du foetus ne consistent pas, comme on le croit ordinairement, en un battement des bras et des jambes, qui occasionnerait presque toujours une position irrégulière et différente de celle où on le trouve; ce sont des contractions spasmodiques des muscles extenseurs et fléchisseurs de la colonne vertébrale, auxquels les nerfs de l'organe digestif me paraissent donner lieu.

Les extrémités de la veine ombilicale peuvent également recevoir des substances nutritives à travers le chorion dont la portion foetale du placenta est une condensation, comme la membrane de l'amnios en reçoit.

Les glandes thymique, thyroïde et surrénales me paraissent servir à une préparation de sucs provenant de la même source. L'usage particulier des glandes surrénales est cependant, peut-être, de dériver le sang des artères rénales et spermatiques, et de prévenir la trop grande sécrétion de l'urine et le développement de l'organe sexuel; et les deux autres glandes pourraient bien avoir un usage analogue. Le thymus sert d'après M. FLOR. CALDANI (1), neveu du célèbre LEOPOLD CALDANI, à recevoir le chyle amené dans le foie avec le sang de la veine ombilicale, pour lui faire subir une préparation particulière avant que de l'envoyer au conduit thorachique. La communication qu'il a trouvé, après COWPER, entre les vaisseaux lymphatiques de cette glande et ce conduit, et celle qu'il est parvenu à découvrir entre les vaisseaux lymphatiques du foie et ceux de la glande le confirment dans cette opinion.

Pendant les deux premiers mois, environ, de la grossesse, l'organisme est occupé de la

(1) Conjetture sopra l'uso della glandola timo; Venet. 1808.

formation, pendant les cinq mois suivans de l'accroissement, et pendant les deux derniers mois de la maturation du placenta.

L'épaisseur plus considérable du chorion à l'endroit où se formera le placenta est ce que l'on remarque d'abord de ce dernier. Il s'attache ordinairement au fond de la matrice, soit que la membrane caduque appuyée sur la partie inférieure de ce viscère, offre supérieurement moins d'épaisseur, soit que la direction des trompes, ou celle du cordon ombilical déterminent l'endroit de cette insertion. C'est la membrane caduque qui entretient la connexion de l'oeuf avec la matrice dans cette première période de la grossesse; et le germe n'a pas besoin du placenta avant que le coeur, les gros vaisseaux, le foie et l'organe dermoïde n'aient acquis un certain degré de développement.

Dès que le placenta est formé son usage consiste:

1.° A attacher l'oeuf à la matrice à mesure que cette connexion au moyen de la membrane caduque diminue.

C'est par des fibres membraneuses que le placenta s'unit à la matrice. L'épaisseur de ces fibres diminue en raison de la maturation du placenta, et au terme de la grossesse elles sont à-peu-prés évanouies. Elles peuvent d'abord avoir été accompagnées de vaisseaux, qui se sont oblitérées dans la suite; mais lorsqu'on rencontre des vaisseaux sanguins qui passent de la matrice au placenta, c'est un état pathologique de quelque vaisseau de la membrane muqueuse de ce viscère. Ces mêmes fibres sont jointes l'une à l'autre, depuis le chorion jusqu'à la matrice, par la substance spongieuse du placenta, et me semblent s'insérer à la membrane muqueuse de la matrice au moyen de la substance couenneuse que l'on observe en plus grande quantité vers la fin de la grossesse.

L'extension progressive de la matrice pendant la grossesse, et l'accroissement du placenta éloignent ces fibres peu-à-peu l'une de l'autre et la matière spongieuse sécrétée successivement par les extrémités capillaires des artères ombilicales, les enveloppe, les comprime et les réduit à la fin au point que leur utilité cesse, et que la cohésion du placenta avec la matrice n'est plus due qu'à une substance couenneuse, probablement de la même origine que l'humeur nutritive excrétée aux parois de la matrice, exhalée par les vaisseaux plus développés et devenus plus libres en raison de la distension de cet organe. Cette couenne acquiert la consistance

sistance et la manière d'être d'une fausse membrane et paraît augmenter en raison de la diminution des fibres et de la moindre activité que le foetus met dans l'acquisition des substances servant à la nutrition. Enfin les vaisseaux de la matrice deviennent toujours plus libres et plus étendus, et ils finissent par laisser extravaser le sang même. C'est ce concours d'agens organiques et mécaniques qui détermine et la maturité du placenta et la séparation de l'oeuf d'avec la matrice.

L'adhérence au moyen de cette membrane couenneuse est si forte à la circonférence du placenta, où elle rencontre les membranes de l'oeuf, qu'elle subsiste encore, lorsqu'elle a déjà cessé aux autres points d'attache. Mais il est des causes pathologiques qui peuvent altérer l'état naturel de cette adhérence, et qui sont suivies d'avortement ou d'accouchement prématuré, et tiennent le plus souvent à la faiblesse de la matrice, quelquefois à un défaut organique de ce viscère, et d'autres fois, mais plus rarement, à l'état pathologique de l'oeuf. Cette même adhérence ne cède, dans l'état naturel, qu'aux contractions de la matrice parvenues à un degré d'intensité qui en a sensiblement diminué le volume. L'inflammation et une hémorrhagie dangereuse de la matrice sont la suite de la séparation violente du placenta.

Le sang extravasé vers la fin de la grossesse entre la matrice et le placenta ne peut servir ni à la nutrition du foetus, ni à rechauffer son sang parvenu au placenta et à le charger de calorique pour le transmettre au foetus. Celui-ci a une température propre, qui est moins élevée que celle des parties de la mère dont il est environné, et il s'y conserve par son propre organisme. La chaleur de la mère est néanmoins indispensable au foetus; elle sert à le couver, ou à exciter continuellement les enveloppes de l'oeuf avec lesquelles elle est en contact pour y entretenir la fonction de l'absorption, ainsi qu'à empêcher que l'oeuf ne dépense rien de son propre calorique qui doit uniquement être employé à sa conservation et à son accroissement, et qui provient, comme dans l'adulte, du travail organique dans le système capillaire.

Par cette raison la température d'un foetus mort dans le sein de la mère, est plus élevée que celle du foetus en vie; et celui-ci ne peut survivre à la mort de sa mère, qu'autant que le cadavre ne l'aura pas dépouillé du calorique qui lui est propre.

2.° Le placenta sert à agrandir l'étendue du système vasculaire du foetus, et à fournir au foie et au coeur du sang veineux en quantité et en qualité nécessaires. Ce sang n'est point pénétré d'un principe analogue à celui que la veine pulmonaire acquiert par la respiration, et il ne sert pas plus directement à la nutrition du foetus que le sang de la veine-porte dans l'adulte.

Il faut qu'il y ait une juste proportion entre la quantité du sang qui sort du coeur et entre celle qui y entre; et comme le développement et l'accroissement rapide de l'embrion entraînent une dépense de sang artériel trop considérable, pour qu'il en reste assez pour s'en retourner au coeur par les veines, l'organisme pourvoit à la préparation d'une certaine portion de sang artériel superflu, qui ne doit pas servir comme sang artériel, mais seulement comme sang veineux. Ce sang est soustrait au système artériel du corps de l'embrion par les artères ombilicales et rendu veineux dans le placenta, d'où il s'en retourne au foetus pour que le foie et le coeur ne manquent pas de la quantité de sang veineux nécessaire.

La presque totalité de ce sang artériel dévié par les artères ombilicales, sans avoir servi, et rendu veineux au placenta étant reçue au foie par la veine-porte, on peut en inférer que le sang des artères ombilicales subit dans le placenta les mêmes altérations et qu'il y acquiert les mêmes qualités que le sang veineux des viscères abdominaux dans l'adulte. Nous ignorons en quoi consiste cette altération, nous savons seulement que le sang veineux ombilical est, comme le sang veineux viscéral de l'adulte, plus gras et plus huileux que le sang veineux des autres parties du corps; et nous sommes fondés à croire que le sang revenant par la veine cave supérieure n'a pas été pénétré dans les organes d'où il vient de substances recrémentitielles et excrémentitielles en tout de la même nature que celui qui revient des viscères abdominaux dans l'adulte, ou du placenta du foetus.

Si la couleur du sang artériel et du sang veineux dans le foetus est noire, comme celle du sang veineux dans l'adulte; si le sang artériel et veineux du foetus n'est pas susceptible de devenir rutilant par le contact avec le gaz oxigène, il ne s'en suit pas qu'il n'y a pas de différence entre ces deux espèces de sang. Dans le foetus comme dans l'adulte, le sang artériel doit dépenser les principes qui le constituent, et la propriété des veines est de recevoir les substances nouvelles qui doivent ou sortir du corps ou y entrer. Le sang envoyé au placenta par les artères ombilicales doit en conséquence y perdre tout ce qui lui avait donné sa qualité artérielle; il fournit au placenta le calorique nécessaire par sa transformation en sang veineux; il y dépose ou sécrète probablement cette masse spongieuse qui me paraît déterminer la maturation du placenta, et il procure aux veines ombilicales les substances qui assimilent ce sang à celui qui est versé dans la veine-porte chez l'adulte. Les viscères abdominaux de l'embrion étant sans fonction, ils n'auraient pu fournir un pareil sang veineux, ni en qualité ni en quantité requises.

Je présume donc que les substances mêlées au sang veineux dont il est question sont non-seulement des substances propres à la formation de la bile, mais encore une matière particulière pour la formation des solides, et spécialement de la pulpe cérébrale, dont l'organisme est plus occupé dans l'embrion que dans toute autre période de la vie, et vers laquelle ce sang est déterminé par la circulation dans la moitié d'en haut du corps de l'embrion.

Si le foie est, comme je le crois, l'organe où les substances, dont le sang veineux abdominal et ombilical est chargé, sont triées, pour que les unes soient employées à la sécrétion de la bile, et que les autres subissent une préparation préalable avant que d'être versées par la veine hépatique dans la veine cave, et de passer dans le coeur, on conçoit pourquoi le foie est un des organes les premiers formés et celui qui précède à tous les autres par son développement; pourquoi dès l'époque où les parties solides du corps du foetus et spécialement la pulpe cérébrale sont suffisamment développées, le foie diminue d'activité et de volume; et pourquoi il est sujet à des obstructions dès l'âge où la formation des solides est entièrement achevée, et où la pulpe cérébrale commence à se durcir.

Comme la veine-porte offre le seul exemple dans le corps animal, où le tronc d'une veine envoie son sang dans différens rameaux et ramuscules, et que ce sang sert en même-tems à une sécrétion, plusieurs physiologistes en ont inféré que cette veine fait fonction d'artère. Mais la qualité spécifique de l'artère est d'être active, et la veine-porte est absolument passive, comme les autres veines. Elle charie bien les principes de la bile; mais ce sont les extrémités de l'artère hépatique qui font le triage des molécules composant le sang de la veine-porte, et qui, par leur action sur ce sang, doivent à plus juste titre être regardées comme sécréteurs de la bile, quoiqu'elles n'en fournissent pas les particules. Elles font passer les principes de l'humeur bilieuse dans les conduits bilieux, et le sang restant de la veine-porte dans les ramuscules de la veine hépatique. La sécrétion de la bile me paraît être un usage secondaire du foie, et cette humeur peut aussi bien être regardée comme une humeur excrémentitielle que comme une humeur recrémentitielle, parceque, même dans l'embrion, une partie en est mêlée avec le méconium. C'est la purification du sang veineux abdominal, chargé probablement de molécules particulières propres à la formation de certaines parties solides, mais combinées avec celles qui forment la bile, qui est peut-être l'usage principal du foie. De cette manière on peut s'expliquer pourquoi souvent, dans un âge avancé, on peut vivre, manger et bien digérer avec désorganisation presque complète du foie; mais qu'en même-tems cette désorganisation cause une faiblesse des nerfs, amaurose ou paralysie d'un membre, auxquelles des substances mêlées au sang, au lieu d'en avoir été éloignées par la sécrétion de la bile, peuvent avoir donné lieu. La bile sert néanmoins à la digestion, avant que d'être évacuée avec les excrémens.

En comparant la fonction du foie avec celle du poumon, nous voyons que les deux organes doivent fournir au sang des substances indispensables à l'économie animale, et qu'ils doivent en même-tems en écarter d'autres qui deviendraient nuisibles. Le foie pourvoit au matériel et le poumon à la vitalité. La fonction de ce dernier ne commence que lorsque la matière est suffisamment organisée pour recevoir l'impulsion du système nerveux excité par l'oxigène introduit dans le sang artériel.

Sans distinguer avec Bichat entre le système nerveux de la vie animale et celui de la vie organique, j'attribue au système nerveux deux modes particuliers d'action qui se manifestent ou séparément, ou ensemble. Son action relativement aux fonctions organiques consiste en une émanation provenant de l'origine du nerf et qui se termine à ses extrémités, lesquelles agissent d'après cette impulsion sans transmettre de sensation en retour vers l'origine du nerf; ce qui constitue l'action nerveuse organique. Si par-contre l'impression des objets extérieurs est transmise de l'extrémité des nerfs à leur origine, il en naît des sensations; ce qui constitue l'action nerveuse vitale. L'embrion n'étant presque pas en contact avec des objets extérieurs, l'action nerveuse vitale ne peut avoir lieu, et même la sensibilité qu'elle pourrait occasionner serait à-peu-prés nulle, par rapport au défaut d'oxigène combiné avec le sang, dont l'effet spécifique est, selon moi, d'exalter ou d'entretenir l'excitabilité de cette sensibilité à un haut degré. L'animal pourrait vivre sans oxigène mêlé au sang artériel, mais ce ne seraient, dans ce cas, que des impressions bien fortes sur les nerfs qui pourraient causer des sensations, comme il arrive chez les animaux engourdis pendant l'hiver. Quand l'oxigène de l'air atmosphérique n'agit plus sur son sang artériel, il ne meurt pas, par le défaut de cette combinaison, mais par l'action délétère sur le système nerveux de l'hydrogène carboné devenu libre de sa combinaison dans le sang, et ne pouvant plus être évacué par la respiration.

Avant la naissance, l'action nerveuse vitale dans le foetus est nulle, et l'action nerveuse organique y est peu développée. Celle-ci se borne à l'action du coeur, des vaisseaux, de l'organe dermoïde et du foie, et se réduit à l'acquisition, à la formation et à la coordination des molécules nécessaires au développement des organes qui sont encore pour la plûpart sans fonction.

Cet état du foetus me paraît avoir beaucoup

d'analogie avec celui où se trouvent les animaux engourdis pendant l'hiver. Ces animaux continuent de vivre sans respirer de l'air atmosphérique, ou du moins sans que la fonction de la respiration soit sensible, au moyen de la propriété de leur organe dermoïde qui conserve au corps son calorique, et y entretient la calorification et la nutrition par l'absorption des matières graisseuses dont il regorge. Ce même organe absorbe ou évacue probablement aussi une portion de l'hydrogène carboné surabondant dans le sang et remplace ainsi l'exhalaison pulmonaire, de même que le cas contraire a lieu dans d'autres classes d'animaux et spécialement dans celle du chien où l'écoulement excrémentitiel du poumon et de la bouche remplace la perspiration. Le vernis caséiforme dont le foetus est enduit et qui d'aprés l'analyse chimique est en majeure partie composé de carbone et d'hydrogène me paraît avoir un usage semblable et être le produit d'une fonction de l'organe dermoïde, au moyen de laquelle ces deux substances sont excrétées lorsqu'elles se trouvent en excés dans le sang. Par suite du défaut de gaz oxigène qui agit sur le système nerveux, ainsi que de la lenteur et du peu d'activité avec lesquelles l'assimilation et la calorification se font dans l'état d'engourdissement de ces animaux, leur vie sensitive cesse presque entièrement, et l'activité de leurs organes est à-peu-près réduite à la défense contre les effets chimiques destructeurs de l'organisme; mais l'organe cutané du foetus reçoit de la chaleur environnante de la liqueur de l'amnios un excitement particulier qui le met en état de pourvoir à la nutrition au moyen de l'absorption de cette liqueur; tandis que l'organe cutané de l'animal engourdi, au lieu de recevoir quelqu'influence bienfaisante de l'atmosphère environnante, est dans le cas de se défendre des atteintes nuisibles de cette dernière.

Ce différent état de l'organe cutané chez le foetus et chez les animaux engourdis pendant l'hiver, est cause que l'exposition subite du foetus à l'air atmosphérique, lors de sa naissance, loin d'être préjudiciable à sa vie, l'excite; et que les animaux engourdis meurent, lorsqu'ils sont exposés à l'air atmosphérique, plus froid ou beaucoup plus chaud que leur propre température.

Chez le foetus l'air plus froid que l'organe cutané, le resserre et occasionne un mouvement organique qui repousse le calorique et le sang vers l'intérieur du corps, et excite l'action du coeur. Chez les animaux engourdis, au contraire, la température environnante plus froide, détruit dans l'organe cutané la faculté de conserver à l'animal la chaleur nécessaire; et l'action subite d'une chaleur beaucoup plus forte relâche la peau, attire le sang de l'intérieur du corps vers la surface, et par cette revulsion, la circulation par le poumon, déjà très-ralentie et faible, cesse entièrement et le foyer de la chaleur animale faiblement entretenue dans le système capillaire, est éteint pour toujours.

Les changemens qui ont lieu à la naissance dans la circulation du foetus se succèdent avec une telle rapidité, qu'ils paraissent être simultanées. En les analysant par ordre de leur apparition, je réussirai peut-être à jeter quelque jour sur la cause du commencement de la respiration.

L'action du froid sur l'organe cutané repousse le sang de la surface du corps vers le centre de la circulation, le coeur, qui se contracte avec plus de force et comme par saccades, pour chasser le sang affluant en excès. De tous les débouchés par lesquels ce sang peut s'écouler, celui qu'offre l'artère pulmonaire, dans le poumon dilatable à un haut degré, est le plus facile et le plus naturel; et la nouvelle circulation par les poumons s'établit d'autant plus facilement, que les parties y sont déjà préparées successivement vers le terme de la gestation, si bien que le foetus né deux mois avant ce tems, peut soutenir ce changement. La force avec laquelle le sang se porte dans les ramifications de l'artère pulmonaire et la résistance qu'il éprouve dans les vaisseaux capillaires, causent une accumulation de calorique, dont une partie devient libre et joue par son action physique et chimique le premier rôle dans le commencement de la fonction respiratoire.

Le sang poussé avec plus de force d'un côté dans l'artère pulmonaire par le ventricule droit du coeur, et de l'autre dans l'aorte par le ventricule gauche, embarrasse au même instant les deux ouvertures du canal artériel, et dès-lors l'usage de ce canal cesse.

Le sang de la veine pulmonaire arrivant par suite de cette nouvelle impulsion en plus grande abondance que par le passé, dans l'oreillette gauche du coeur, presse la valvule du trou botal vers celle de l'oreillette droite, c'est-à-dire, il ferme ce trou par l'application d'une valvule à l'autre, et passe de l'oreillette gauche dans le ventricule gauche, et de là dans l'aorte.

Le sang de la veine cave inférieure ne pouvant plus passer par le trou botal dans l'oreillette gauche, se mêle dans l'oreillette droite avec celui de la veine cave supérieure et passe avec ce dernier dans le ventricule droit pour être poussé dans l'artère pulmonaire disposée dès-lors à recevoir plus de sang.

C'est ainsi que dès le premier mouvement de ce nouveau mécanisme dans la circulation, tout le sang veineux est poussé dans l'artère pulmonaire, pour passer à travers le poumon avant que d'être reçu dans le système artériel, et qu'il y a isolement parfait des systèmes artériel et veineux.

La circulation peut se faire de cette manière après la naissance, pendant quelques instans, comme elle s'est probablement déjà faite, au nouvel orgasme dans le poumon près, dans la dernière période de la gestation (1). Elle est indépendante de la respiration, qui ne s'établit qu'à la suite de cet orgasme. Cependant le nouveau-né ne pourrait vivre long-tems dans cet état sans la respiration, parceque le refroidissement de la surface du corps rend un nouveau dégagement de calorique nécessaire, pour entretenir l'équilibre du calorique dans les différentes parties et pour en réparer la perte par cette surface. Ce nouveau dégagement de calo-

(1) Bichat. Anatomie générale, vol. I, p. 351.

rique se fait à la suite de la respiration, non précisément dans le poumon, mais dans le système capillaire de tout le corps, où l'oxigène mêlé au sang artériel par la respiration, est absorbé et employé aux différentes fonctions des extrémités des artères, et abandonne à cet effet la portion de calorique qui le retenait en dissolution dans le sang.

Une partie de la grande quantité de calorique devenu libre dans les vaisseaux capillaires du poumon, par suite de l'orgasme établi dans l'artère pulmonaire, se combine avec les matières exhalées dans les vésicules bronchiales et les transforme en vapeurs qui dilatent les réservoirs et les conduits destinés à être remplis d'air atmosphérique. Celui-ci y pénètre d'après les lois de la physique, et agit, d'après les mêmes lois, sur les vapeurs raréfiées qu'il rencontre et dont il prend la place, soit en les chassant, soit en les condensant par le réfroidissement. Ce premier accès de l'air atmosphérique dans le poumon se fait sans mouvement respiratoire; jusqu'ici ce viscère, considéré comme organe, est resté passif.

L'air, parvenu de cette manière dans le poumon, est échauffé, et par son expansion il augmente la dilatation des conduits aëriens. Là il éprouve lui même un grand changement.

Ce n'est pas l'air atmosphérique entré dans le poumon qui décompose le sang; c'est le sang en état de décomposition par l'action du calorique libre, qui décompose cet air. Ainsi le sang, divisé dans les vaisseaux capillaires du poumon et exposé à l'action du calorique devenu libre par le nouvel orgasme dans l'artère pulmonaire, dégage de son carbone une portion d'acide carbonique et d'hydrogène en forme de gaz, et attire l'oxigène de l'air atmosphérique dans sa combinaison. L'action de cet oxigène sur les nerfs du poumon occasionne l'excitement qui met en jeu les muscles servant à la respiration, cause la première expiration du gaz azote restant de l'air atmosphérique et mêlé avec l'hydrogène carboné du sang également en forme de gaz, et la respiration s'établit.

Le gaz oxigène de l'air atmosphérique introduit dans le poumon, n'aurait pas d'action sur le sang, si celui-ci n'avait pas éprouvé un commencement de décomposition par du calorique libre. De même qu'il ne suffit pas de mettre en contact le carbone ou le combustible avec le gaz oxigène pour produire la combustion, et qu'il faut préalablement l'action du calorique libre sur la matière combustible, le sang du foetus n'éprouve aucune altération par le

seul

seul contact avec l'air atmosphérique. Il acquiert cette propriété seulement par l'altération que la combustion pulmonaire lui fait éprouver et qui laisse dans le sang un produit avide d'oxigène, combiné avec la matière colorante, qui le rend pour toujours sensible à l'action du gaz oxigène et susceptible de devenir rutilant, même après être séparé du corps de l'animal. Cette nouvelle propriété du sang noir, se manifeste, à ce que je présume, sans dégagement de gaz hydrogène carboné, et ne doit par conséquent en tout être assimilée à celle que ce sang acquiert pendant l'acte même de la respiration.

Le foetus n'ayant pas besoin de vie sensitive, son sang artériel peut se passer d'oxigène. Le carbone et l'hydrogène ne surabondent pas dans son sang, il en faut beaucoup pour la formation des solides. D'ailleurs tant que ces substances ne sont pas décomposées par l'action du calorique en état libre, il ne s'en dégage pas de gaz hydrogène carboné qui mêlé au sang et ne pouvant être évacué, détruit l'action du système nerveux.

Le foetus peut donc se passer de la fonction de la respiration, et de l'organe qui doit remplacer cette fonction.

3.° Le placenta excite la matrice à la distention graduelle pendant la grossesse.

La matrice n'a aucune part active à la nutrition du foetus, mais elle exerce la fonction de la maternité avec une activité suivie. Aprés s'être prêtée à la conception, elle reçoit l'oeuf, le soutient et l'aide à se fixer. Ensuite elle opère la formation de la membrane caduque et excrète à ses parois une substance que l'oeuf emploie à sa nutrition. Elle couve l'oeuf, et surtout elle se développe graduellement pour lui offrir constamment une capacité proportionnée à son volume. Enfin elle opère son expulsion, lors de sa maturité; et dans toutes ces opérations organiques, la matrice ne fait qu'obéir à l'excitement produit sur elle par l'oeuf.

Dans le premier tems de la conception, la matrice se resserre sur l'oeuf, par suite de l'état d'irritation et d'inflammation où elle est, et lui facilite par-là les moyens pour s'y fixer. Dans la suite, dans toutes les périodes de la grossesse, l'oeuf a trop peu de consistance et de solidité pour opérer de force l'extension de la matrice. C'est celle-ci qui se prête et se développe par son propre organisme, par suite de l'excitement que produit sur elle l'oeuf qu'elle contient. Cet excitement est causé d'abord par les enveloppes de l'oeuf, et dans la suite par le placenta. Nous observons dans la matrice, dans les cas pathologiques de môle et de polype, la même disposition de s'étendre, quand même ce n'est que sur un petit espace de la surface interne que se fait l'action du corps excitant.

4.° Le placenta devient la cause de l'accouchement.

Vers le terme de la grossesse la quantité du sang amené par les artères ombilicales n'est plus aussi considérable qu'elle l'avait été; les systèmes vasculaires du poumon et du bas-ventre en reçoivent davantage, parcequ'ils doivent être préparés peu-à-peu au changement qui doit se faire dans la circulation lors de la naissance. Le placenta diminue donc de volume dans la dernière période de sa maturation, son action excitante sur la matrice s'affaiblit, et celle-ci essaie par de petits mouvemens contractifs à exciter à son tour le placenta à continuer son action. Le placenta y répond encore faiblement jusqu'à sa parfaite maturité. Cette action et cette réaction occasionnent un épanchement de sang plus copieux, elles affaiblissent la connexion et préparent la séparation du placenta d'avec la matrice. A la même époque tout le volume de l'oeuf diminue; la membrane de l'amnios acquérant plus de consistance sécrète moins de liqueur; le ventre de la femme s'affaisse et le poids du foetus pèse plus sur la partie inférieure de la matrice. La parfaite maturité du placenta survient, la substance excrétée dans sa partie utérine s'obstrue, comprime les vaisseaux capillaires et constitue la désorganisation. L'utilité du placenta à l'égard de la matrice, son action organique sur ce viscère cesse, et à l'égard du foetüs, elle diminue par le changement qu'éprouve la circulation. Le placenta ressemble de plus en plus au pétiole prêt à détacher le fruit mûr de la tige, il devient un corps étranger pour la matrice, dont les essais pour en réveiller l'action dégénèrent en contractions qui occasionnent l'expulsion du foetus.

Le produit de la conception végétale parvient à sa maturation dans un tems limité et prescrit par l'organisation, mais l'influence de plusieurs agens physiques peut avancer ou retarder cette maturation. Le résultat de la fécondation animale n'est formé que d'aprés des lois organiques et chimiques dont l'exécution ne peut être modifiée par aucun agent physique sujet à varier d'intensité, et à moins d'un cas pathologique, il a donc un terme précis pour sa maturité.

Ce n'est pas que je veuille exclure la matrice

de la part qu'elle peut avoir au terme de la grossesse relativement à sa dilatabilité, et que je ne convienne pas que la nature organique aime à combiner ses moyens d'exécution et à y mettre une périodicité, que nous ne sommes pas en état d'expliquer. Mais la matrice portant pendant un même tems, une fois un enfant gros, ou des jumeaux, et une autre fois un enfant d'un moindre volume, ce n'est assurément pas ce viscère qui avertit du terme de la grossesse. Il en est de même du foetus qui n'est pas immédiatement en contact avec la matrice pour l'exciter indirectement à des contractions; quelquefois il y séjourne encore plusieurs jours après sa mort, et lorsque le travail de l'enfantement est fort lent, il y prolonge son séjour au-delà du terme sans préjudice pour sa vie.

La cause de l'accouchement régulier, à terme de la grossesse, paraît donc être la maturité du placenta.

La circulation dans le placenta continue encore pendant quelque-tems après la naissance de l'enfant; elle me paraît nécessaire jusqu'à ce que la respiration soit bien établie et qu'une portion du sang du placenta ait été employée à remplir le poumon et le bas-ventre, où la circulation reçoit plus d'activité par le mouvement des muscles servant à la respiration. Alors elle cesse peu-à-peu dans le placenta. L'engorgement et le refroidissement du sang dans les ramuscules veineux me paraissent être le commencement et la cause de cette stagnation. Bichat attribue ce phénomène au mode de sensibilité des artères ombilicales dans le foetus qui refusent d'admettre le nouveau sang rouge. Mais l'observation, que le foetus meurt si facilement, lorsque le cordon ombilical a été exposé pendant quelque-tems au froid, ou que le placenta a perdu beaucoup de son calorique, par sa désunion avec la matrice et une forte hémorrhagie de ce viscère, me porte à croire que c'est dans le placenta que le sang cesse à circuler le premier. La circonstance que la circulation peut encore être prolongée ou ranimée dans le placenta, en le plongeant, quand il est sorti avec l'enfant, dans du vin chaud, paraissent confirmer mon opinion et le précepte consigné dans les écrits hippocratiques, de ne pas se presser de lier le cordon ombilical. Ce même fait prouve qu'il n'existe ni communication ni échange entre le sang maternel et le sang foetal, et que le placenta ne donne pas de sang, à moins que quelque vaisseau ombilical ne soit déchiré ou coupé.

FIN.

BIBLIOTHEQUE NATIONALE DE FRANCE
3 7531 03287951 3

www.ingramcontent.com/pod-product-compliance
Ingram Content Group UK Ltd.
Pitfield, Milton Keynes, MK11 3LW, UK
UKHW020440230726
13925UKWH00004B/1759